AF240447

VULGARISATION

DE L'HYGIÈNE

ET

SANATORIUMS MARITIMES

Pour les Enfants débiles, lymphatiques, scrofuleux

PAR

Le Dr J. MALPHETTES

Ancien Interne des Hôpitaux,
Lauréat de la Faculté, de la Société de Médecine et de chirurgie de Toulouse,
Membre du Conseil d'administration des Hôpitaux marins.

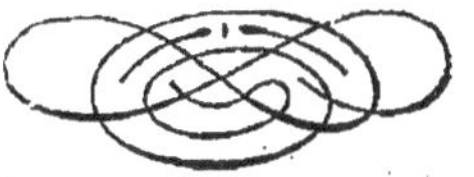

ALBI

IMPRIMERIE HENRI AMALRIC

—

1890

VULGARISATION

DE L'HYGIÈNE

ET

SANATORIUMS MARITIMES

Pour les Enfants débiles, lymphatiques, scrofuleux

PAR

Le Dr J. MALPHETTES

Ancien Interne des Hôpitaux,
Lauréat de la Faculté, de la Société de Médecine et de chirurgie de Toulouse,
Membre du Conseil d'administration des Hôpitaux marins.

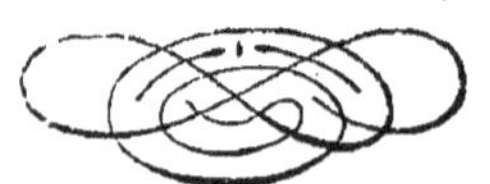

ALBI
IMPRIMERIE HENRI AMALRIC
—
1890

VULGARISATION
DE L'HYGIÈNE

ET

SANATORIUMS MARITIMES

Une des questions d'intérêt social les plus dignes de l'attention et de la sollicitude, non seulement des médecins et des hygiénistes, mais encore des économistes et des philanthropes, est celle des Sanatoriums, c'est-à-dire de ces établissements hospitaliers créés sur le bord de la mer pour donner asile et par suite rendre la vigueur, la force et la vie à toute cette légion d'enfants déformés par la scrofule et le rachitisme, les deux plus grands fléaux de l'humanité.

Limiter les ravages de ces deux hideuses maladies et les réduire au minimum, telle a été la préoccupation constante d'un certain nombre d'hommes de cœur, de femmes généreuses, dont le succès, il faut le reconnaître, a tardé longtemps à couronner les efforts.

De l'avis unanime des médecins de tous les pays, le moyen le plus efficace qui soit en notre pouvoir pour prévenir le dépérissement de notre race est un séjour prolongé sur le bord de la mer. Ce séjour, en effet, exerce une action préventive et curative non seulement sur l'anémie, la débilité, le lymphatisme, la faiblesse de constitution, mais encore sur la scrofule, le rachitisme, voire même la phtisie, qui offre avec ces maladies des liens de parenté et de filiation si étroits, que presque tous les poitrinaires n'en sont atteints que parce qu'ils étaient scrofuleux dans leur enfance et n'ont pas été guéris de cette triste affection. Or, prévenir ou guérir la scrofule, c'est du même coup prévenir un grand nombre de cas de phtisie. A cet égard, le doute n'est plus permis. Une résidence maritime *de quelques mois* atteint ce double résultat. De là l'idée des établissements maritimes, des Sanatoriums.

C'est en 1869, à Berck, que fut créé le premier hôpital destiné aux enfants scrofuleux, grâce à une propagande active entreprise par les Drs Perrochaud, Marjolin et Cazin, et à la suite de plusieurs travaux remarquables présentés à l'Assistance publique de France par le Dr Bergeron, aujourd'hui fondateur et président de l'Œuvre nationale des hôpitaux marins.

Antérieurement à cette date, une femme généreuse, Mlle Coralie Hinsch, avait aussi donné l'exemple, en créant à Cette (1847) un asile de 24 lits, pour faciliter l'usage des bains de mer aux pauvres de la religion évangélique, et le Dr Saraméa présentait, de son côté (1850), au gouvernement français un mémoire ayant pour titre : « *Fondation sur les bords du bassin d'Arcachon d'une colonie maritime et agricole destinée par ses conditions hygiéniques aux jeunes détenus lymphatiques, scrofuleux ou tuberculeux.* »

En 1870, le baron James de Rothschild, désireux d'honorer la mémoire de son père par une œuvre de bienfaisance, crée à Berck, à côté de l'hôpital de l'Assistance publique, une maison destinée à recevoir les enfants chétifs et débiles des écoles israélites du Marais.

Les résultats obtenus dans ces différents établissements sont merveilleux et dépassent toute attente.

La graine ainsi semée et qui avait mis plusieurs années

à germer commençait donc à porter ses fruits; mais la guerre franco-allemande éclate, et, venant paralyser pour un temps le fonctionnement régulier de notre existence nationale, nous oblige à laisser dans l'oubli les efforts déjà faits en vue de la multiplication et du développement des hôpitaux marins.

C'est à notre distingué maître et ami, le Dr Armaingaud, de Bordeaux, que revient l'honneur d'avoir repris la campagne en faveur des Sanatoriums. Nous le voyons, dès l'année 1882, au Congrès international d'hygiène de Genève exposer ses plans et ses idées dans un savant rapport, dont les conclusions furent votées par le Congrès tout entier, réuni en séance plénière.

Encouragé par cette adhésion unanime, payant de sa personne et montrant l'exemple, il poursuit chaque année sa propagande dans une série de conférences publiques, de réunions privées. Consulté de tous côtés par les Conseils d'hygiène et de salubrité, les autorités préfectorales et municipales, les conseils de santé, les associations de prévoyance, comme le médecin italien Barellaï, nouveau Pierre l'Hermite, le Dr Armaingaud, répondant à l'appel qui lui est fait, parcourt un certain nombre de villes, et, s'adressant à tous ceux qui avaient à cœur d'entendre sa parole vibrante de patriotisme, leur dit que la patrie a besoin de tous ses enfants, leur montre les ravages de la scrofule et les bienfaits de la médication marine, et fait entrer dans le cœur de tous les magnifiques accents que lançait Michelet dans son livre sur *la Mer*. Il leur parle des hôpitaux de Margate en Angleterre, de Scheveningue en Hollande, de ceux de l'Allemagne, de la Belgique, des vingt-six hospices maritimes de l'Italie et montre la France réduite, en fait d'établissements de ce genre, au seul Sanatorium de Berck-sur-Mer. Il explique comment, pour regagner le terrain perdu à ce point de vue, l'initiative privée doit être mise en jeu et donner l'impulsion.

Bordeaux, Perpignan, Paris, Toulouse, Bayonne, Montpellier entendent la parole du savant professeur, et partout même accueil, même sympathie, mêmes encouragements, mêmes adhésions.

Le premier résultat de cette campagne fut de faire connaître à un très grand nombre de personnes qui l'ignoraient, parmi les classes éclairées de la population, l'idée et le but des Sanatoriums maritimes, et d'établir un mouvement d'opinion en faveur d'une OEuvre essentiellement humanitaire et patriotique.

Modifiant ses moyens d'action et dans la pensée d'arriver plus rapidement au résultat qu'il recherche, le Dr Armaingaud a la généreuse pensée de réunir un certain nombre d'enfants débiles et très lymphatiques et de les entretenir lui-même *gratuitement* en résidence prolongée sur le bord de la mer, au moyen de ressources directement recueillies par ses soins. Il lui paraissait probable, et ses prévisions se réalisèrent, qu'en faisant connaître au public l'initiative qu'il avait prise et les guérisons obtenues chez ces enfants, il verrait surgir l'offre spontanée des premiers fonds nécessaires pour réaliser l'œuvre dans des conditions d'installation définitive.

Vingt enfants appartenant aux Sociétés de secours mutuels de Bordeaux et désignés par le sort, bénéficient, dès 1887, d'une résidence de trois mois, à Arcachon, dans une villa louée à cet effet. Les résultats obtenus sont merveilleux.

L'exemple est donné et va recevoir des imitateurs. Mme veuve Engrémy propose au Conseil municipal d'Arcachon de mettre à la disposition du Dr Armaingaud une partie du legs fait à la ville par son mari pour une institution philanthropique. Le conseil municipal accède à ce désir à l'unanimité. Le Dr Louis Lalanne fait, de son côté, donation généreuse d'un terrain de deux hectares, sur le bord de la mer et en pleine forêt. En même temps, quelques personnes charitables offrent spontanément les ressources nécessaires pour l'entretien d'un certain nombre d'enfants.

La réalisation d'un Sanatorium à Arcachon est dès lors assurée. Le Sanatorium provisoire fait place à un établissement définitif; l'inauguration officielle a eu lieu le 8 septembre 1888.

Presque en même temps, dans les Pyrénées-Orientales, la parole du Dr Armaingaud porte ses fruits. Le Conseil général de ce département, à la suite de la conférence du 20 mars 1887 et d'un remarquable rapport de M. Georges Lafargue, qui s'est voué avec tant de cœur et d'intelligence à l'Œuvre des hôpitaux marins, sur l'utilité de la fondation d'un Sanatorium maritime, vote sur les fonds départementaux un emprunt de 200,000 fr. affecté à la création d'un établissement à Banyuls-sur-Mer.

Un généreux habitant de Perpignan, M. Pierre Bardou-Job, offre quelque temps après de faire construire à ses frais un pavillon de 45,000 fr. pouvant donner asile à 60 enfants de plus; et, de même que pour Arcachon, plusieurs personnes, parmi lesquelles il faut citer M. Simon Violet, de Thuir, assurent l'entretien d'un certain nombre d'enfants.

D'un autre côté, dans la Loire-Inférieure, M. Pallu, inspecteur des enfants assistés, réussit à établir à Pen-Bron, en face du Croisic, un hôpital marin, grâce à la générosité de Mme Furtado Heine, cette noble femme qui fait un si admirable usage de sa fortune, et dont les bienfaits inépuisables sont connus de la France entière par la fondation du magnifique dispensaire pour les enfants de Paris.

Dans les Landes, une femme maîtresse d'une fortune évaluée à 1,500,000 fr., Mme Desjobert, s'éteignait, en 1880, léguant tout son avoir pour la fondation, sur le bord de la mer, le plus près possible de la commune de Saubusse, son lieu de naissance, d'un asile destiné aux enfants pauvres atteints de scrofule. Les dispositions particulières de ce legs ne purent recevoir une exécution immédiate. Mais aujourd'hui, grâce à la campagne du Dr Armaingaud et de ses dévoués collaborateurs, grâce aussi à l'administration intelligente et éclairée de M. Frédéric Mascle, préfet des Landes, le Sanatorium de Capbreton vient d'être inauguré et donne asile en ce moment à une quarantaine d'enfants.

Enfin, tout dernièrement, à la suite des efforts incessants du Dʳ Vidal, d'Hyères, la création d'un nouveau Sanatorium destiné aux enfants scrofuleux de la région lyonnaise a été décidé par l'administration des hospices de Lyon. Ce nouvel établissement, qui, une fois terminé, donnera asile à 200 enfants, est situé dans la presqu'île de Giens, près d'Hyères, sur un terrain gracieusement offert par Mᵐᵉ Sabran.

De pareils résultats nous autorisent à en attendre de plus importants encore, car ce ne sont pas malheureusement des centaines, mais bien des milliers d'enfants, qu'il s'agit de guérir de la scrofule et du rachitisme, maladies terribles, qui, à elles seules, font chaque année, en France, plus de 160 mille victimes et occasionnent la sixième partie des décès ; ce ne sont pas 3 ou 4 maisons de santé, mais bien 20 ou 30 établissements maritimes, qu'il s'agit de fonder et de faire fonctionner. Suivons l'exemple des pays étrangers, de l'Italie, de l'Angleterre, qui ont leurs côtes parsemées d'hôpitaux marins.

Fonder de nouveaux établissements de ce genre et assurer le fonctionnement des établissements existants, c'est à la fois servir l'humanité et défendre l'intérêt vital du pays, car, comme le dit dans un langage élevé M. Henri Monod, l'éminent directeur de l'Assistance et de l'Hygiène publiques en France, « non seulement nous sauvons des existences, mais nous transformons des existences ; d'enfants qui semblaient voués à la mort ou condamnés à être toute leur vie des charges sociales, nous faisons des forces sociales, de vaillants soldats, de vigoureux travailleurs. »

Tout en continuant sa propagande, le Dr Armaingaud s'assurait, dans plusieurs départements, le concours dévoué de quelques-uns de ses confrères, heureux de devenir ainsi ses modestes collaborateurs. En ce qui nous concerne, nous avons donné trois conférences dans la Dordogne en 1887, une conférence à Albi le 20 janvier 1889, conférences qui, à notre grande satisfaction, ont produit des résultats qui ont dépassé nos espérances et que nous sommes disposé à poursuivre dans les centres importants de notre département. Si les exigences de notre profession nous le permettent, nous nous proposons de continuer aussi notre propagande dans les départements voisins, d'où nous avons déjà reçu de nombreuses et précieuses adhésions.

Philanthropique dans son résultat, ingénieuse dans ses moyens, patriotique dans le but qu'elle poursuit, l'œuvre du Dr Armaingaud vise encore le relèvement de la vigueur physique de notre population française par la diminution de la mortalité générale, en enseignant dans tous les milieux les notions d'hygiène et les moyens de prévenir les *maladies évitables ;* en rendant moins longues, moins souvent mortelles et finalement moins dispendieuses celles qu'on ne peut prévenir.

En Angleterre, en Italie, en Belgique, en Allemagne, grâce aux mesures de préservation qui ont été prises et à la diffusion des notions d'hygiène dans toutes les classes de la société, la mortalité va diminuant chaque année et est déjà réduite d'*un sixième.* La mortalité occasionnée par les maladies contagieuses et épidémiques en particulier a diminué de moitié depuis quelques années dans ces pays, tandis qu'elle augmente chaque année en France, où ces maladies font annuellement plus de 80,000 victimes.

Or, ce qui est possible en Allemagne, en Belgique, en Angleterre, en Italie, est tout aussi réalisable en France. Il suffit, pour atteindre ce résultat, d'imiter la pratique suivie dans ces pays, non seulement en réorganisant les services d'hygiène publique, mais en faisant pénétrer dans toutes les familles des notions d'*hygiène pratique*.

Les départements du Tarn, de l'Ariège, de la Dordogne, du Cantal, de la Lozère forment une région où cette vulgarisation des notions d'hygiène présente le plus d'utilité. La mortalité des enfants de 1 à 5 ans est absolument excessive chez nous. En consultant les travaux statistiques de la mortalité infantile dans les différents départements, on constate en effet que le Tarn occupe, dans l'échelle croissante, le n° 77, avec une mortalité de 47 pour 1,000, au lieu de 34, moyenne de la France entière.

Si nous consultons, d'autre part, la statistique basée sur la proportion des exemptions du service militaire pour cause d'infirmités, nous trouvons que le Tarn occupe le 66ᵉ rang dans l'échelle croissante pour les exemptions touchant à la scrofule.

Les instructions d'hygiène que nous avons déjà répandues dans la Dordogne, et que nous nous efforçons de répandre tous les jours dans notre département et notre région, ont donc chez nous une utilité incontestable.

Voici comment le Dʳ Armaingaud est arrivé à réaliser cette partie de son œuvre :

Professeur du cours municipal d'hygiène de Bordeaux, les principaux sujets de ses leçons sont résumés par lui sous forme de petites brochures, de quelques pages seulement, simples, élémentaires, qui sont distribuées gratuitement à tous les auditeurs, aux frais de la ville de Bordeaux. Le Dʳ Armaingaud, depuis qu'il a associé l'œuvre de l'hygiène à celle des Sanatoriums, les fait imprimer à ses frais, et ajoute aux huit pages de texte quatre pages supplémentaires d'annonces, dont les produits lui permettent non seulement de distribuer ces brochures dans différents milieux, mais encore d'entretenir gratuitement des enfants sur le bord de la mer. C'est ainsi que, depuis 1887, les dix mille membres des sociétés de secours mutuels de Bordeaux et les écoles de quatre départements bénéficient, sans bourse délier, de cet enseignement pratique d'hygiène.

Ce moyen est surtout applicable aux centres importants. Pour les villes et les départements moins populeux, il ne peut servir qu'à une fondation primitivement restreinte, mais susceptible de recevoir une grande extension si, comme nous avons déjà eu la satisfaction de l'obtenir, le concours des budgets départementaux et municipaux lui vient en aide.

Nous élaborons en ce moment un projet local qui nous permettra d'arriver sous peu, nous l'espérons, à faire profiter de ce même enseignement les sociétés mutuelles d'Albi.

La diffusion de ces instructions-brochures ayant amené à l'honorable fondateur des demandes d'abonnement, celui-ci a eu l'ingénieuse idée de les accepter, de favoriser même ces souscriptions particulières et d'en consacrer le produit à l'entretien d'enfants dans les hôpitaux maritimes. Il paraît tous les mois, depuis janvier 1889, une instruction sur des sujets différents intéressant les diverses branches de l'hygiène publique et privée. Le produit de ces abonnements est affecté, avons-nous dit, à l'entretien d'enfants débiles dans un des Sanatoriums maritimes de France (Arcachon, Banyuls, Berck, Pen-Bron, Capbreton, Cannes, Hyères), au choix des bénéficiaires. Chaque année, les noms de tous les abonnés sont réunis, et il est tiré de l'urne autant de noms que les bénéfices de l'œuvre (proportionnels au nombre des abonnements) permettent d'entretenir d'enfants pendant trois mois. Chacun des abonnés ainsi désignés par le sort est immédiatement avisé qu'il peut adresser au Sanatorium de son choix, où il sera entretenu gratuitement pendant un trimestre, un enfant débile de 5 à 14 ans, choisi parmi ses protégés. C'est ainsi que seize abonnés de 1889 ont droit cette année à l'entretien d'un nombre correspondant d'enfants. Parmi les personnes de notre région ainsi favorisées figurent plusieurs souscripteurs du Tarn, de l'Aveyron, de la Lozère, de l'Hérault, du Lot-et-Garonne.

Moyennant la somme modique de trois francs, les abonnés jouissent donc d'un triple avantage :

1° Ils bénéficient d'un enseignement de l'hygiène qui, à lui seul, comme utilité pratique, vaut largement ce petit sacrifice ;

2° Ils contribuent au fonctionnement et à la prospérité d'une Œuvre dont les résultats sont mis chaque année sous leurs yeux ;

3° Ceux que le sort aura favorisés auront la satisfaction d'entretenir un enfant pauvre et malade de leur choix, pendant trois mois, dans un Sanatorium maritime, sans avoir à débourser un centime de plus.

D'autre part, un certain nombre de municipalités des départements du Midi ont eu la généreuse pensée d'adhérer à l'Œuvre, et voici sous quelle forme ce concours a été donné :

Persuadées qu'elles rendraient un réel service à leurs administrés en faisant parvenir gratuitement dans chaque famille où vient de naître un enfant, les notions pratiques d'hygiène relative à l'*élevage des enfants,* les municipalités en question font distribuer à la Mairie de la commune, à chaque personne venant faire une déclaration de naissance, l'instruction sur l'hygiène des enfants du premier âge. Chacune de ces municipalités s'est donc procuré, sur les fonds municipaux, un nombre d'exemplaires de cette instruction équivalant au nombre moyen annuel des naissances.

Le prix de l'exemplaire étant seulement de dix centimes, la dépense pour chaque commune est toujours minime, et le tirage étant assez grand pour diminuer le prix de revient, le bénéfice ainsi réalisé est affecté à l'entretien *gratuit* d'un certain nombre d'enfants pauvres de leurs communes. Ici aussi le sort désigne chaque année les communes appelées à bénéficier. Mais, quel qu'en soit le nombre, toute commune ou tout canton dont le chiffre de souscription s'élève à 1,500 exemplaires (150 francs) a droit à l'entretien d'un enfant débile pendant un mois.

Ainsi, grâce à une dépense bien minime, puisqu'elle peut descendre jusqu'à 10 francs pour les petites communes, les administrations municipales font bénéficier leurs administrés d'un enseignement hygiénique utile et pratique et d'un moyen préventif et curatif d'une grande puissance contre la débilité, le lymphatisme, la faiblesse de constitution, la scrofule et la phtisie.

Des fonds spéciaux pour l'entretien d'enfants assistés dans nos établissements ont été également votés par plusieurs Conseils généraux des départements du Midi et du Centre. La ville d'Albi, à la suite de notre conférence du 20 janvier 1889, vote chaque année une subvention pour l'entretien de deux enfants au Sanatorium d'Arcachon. Et nous nous permettons d'espérer que progressivement tous les départements, toutes les municipalités, comprenant l'intérêt social et patriotique qui se rattache à une pareille œuvre, suivront ce grand mouvement de philanthropie. La tendance si marquée de notre population à la décroissance numérique, et la périlleuse situation dont nous sommes menacés pour un avenir peu éloigné, justifient nos efforts dans l'application des moyens propres à diminuer la mortalité, puisque nous ne pouvons rien, jusqu'ici, pour accroître le nombre des naissances.

Partout, l'opinion publique est absolument favorable à cette Œuvre d'humanité ; l'adhésion, la sympathie et le concours unanime de la Presse sans distinction de partis, et de toutes les classes de la population témoignent assez que tout le monde a compris qu'il s'agit d'une institution d'intérêt général et vraiment nationale.

Les résultats obtenus en si peu de temps présagent de l'avenir et ne peuvent qu'exciter le concours de ceux qui, comme nous, se sont faits, dès la première heure, les apôtres et les propagateurs de l'Œuvre nouvelle. N'avons-nous pas du reste pour nous encourager dans notre propagande le haut patronage du sympathique Directeur de l'Assistance publique et avec lui les hommes éminents qui ont eu l'heureuse pensée de fonder, quelques mois après la création du Sanatorium d'Arcachon, « *l'Œuvre nationale des Hôpitaux marins* ». Quoique distinctes, la première étant due à la seule initiative du médecin bordelais, la seconde à celle d'un groupe de philanthropes distingués, les deux Œuvres confondent leurs efforts pour arriver au même but : *la lutte contre la scrofule et la phtisie, la multiplication et le développement des Sanatoriums maritimes.*

L'Œuvre nationale des hôpitaux marins a à sa tête M. le Dr Jules Bergeron, secrétaire perpétuel de l'Académie de médecine. Son siège est à Paris, rue de Mirosmenil. Dans la séance du 8 décembre 1889, nous avons été nommé par l'Assemblée générale membre du conseil d'administration, distinction honorifique due sans doute aux quelques services que nous avons pu rendre et qui doit être un stimulant pour notre propagande. Nous sommes fier de voir notre nom à côté de celui des hommes éminents qui composent le comité de patronage : Drs Brouardel, Grancher, Hérard, Proust, Napias, Trélat, Rochard, Armaingaud, Ch. Monod et Henri Monod, directeur de l'Assistance et de l'Hygiène publiques au ministère de l'intérieur, etc.

L'Œuvre nationale a apporté un large tribut à l'établissement de Pen-Bron. Elle est devenue propriétaire du Sanatorium de Banyuls, que le département des Pyrénées-Orientales lui a cédé sous la condition d'y entretenir 20 de ses malades. L'objet de cette philanthropique Association est d'assurer ou de seconder la création ou le fonctionnement sur les côtes de France d'établissements destinés au traitement des enfants et des adultes scrofuleux ou tuberculeux des deux sexes. Elle a dépensé à cet effet, depuis la fin de l'année 1887, époque de sa constitution, une somme de 139,432 fr. Les allocations reçues de la charité publique ne sont pas moindres de 205,000 fr.

Le Sanatorium d'Arcachon a recueilli, depuis le mois d'août 1887, 255 enfants des deux sexes. Le chiffre des guérisons par rapport au nombre des malades dont les résultats du traitement ont été constatés, atteint une proportion de 86 0/0.

Neuf enfants d'Albi ont profité en 1889 d'une résidence maritime de santé, six à Arcachon, trois à Banyuls-sur-Mer. Quatre ont été entretenus aux frais de la ville et de l'hôpital, trois par les soins de l'Œuvre nationale, deux par leur famille. Les résultats obtenus ont été excellents.

Au Sanatorium de Banyuls, la proportion des guérisons a été aussi de 86 0/0. Cet établissement a recueilli depuis le 6 octobre 1888, jour de son inauguration, 123 malades.

A Berck, où l'on ne reçoit que des scrofuleux ou des rachitiques gravement atteints, la proportion des succès est de 81 pour cent ; dans les hôpitaux maritimes de l'Italie, où les cas sont moins graves, elle est de 84 ; à Scheveningue (Hollande), de 80 ; à Margate (Angleterre), de 82 ; à Orianenbaum (Russie), de 48 ; à Reafnes (Danemarck), de 40. La proportion des améliorations varie dans ces différents établissements entre 35 et 40 0/0, c'est ainsi que Orianenbaum, qui ne compte que 48 0/0 de guérisons définitives, a 35 0/0 d'améliorations notables ; Reafnes, qui n'a que 40 0/0 de guérisons, compte 41 0/0 d'améliorations. A Zandwort (Hollande), sur 622 cas, 361 guérisons et 156 améliorations ; à Grado (Autriche), sur 324 cas, chiffre restreint de 83 guérisons, mais chiffre respectable de 217 améliorations, ce qui équivaut à 300 succès et à 24 états stationnaires. A Children's Seashore house (Etats-Unis), sur 2,054 admissions, on relève 1,451 guérisons et 537 améliorations.

Cette statistique a son éloquence et dispense de tout commentaire.

Voilà l'effet de l'action *prolongée* de l'atmosphère bienfaisante de la mer associée, comme à Arcachon, à l'air forestier. Aussi, nous ne saurions mieux terminer cette notice qu'en empruntant les quelques lignes qui suivent au discours éloquent prononcé par le Dr Bergeron à la dernière Assemblée générale des Hôpitaux marins :

« Ne vous lassez pas de dire à ceux qui s'intéressent à une pareille Œuvre, qu'en France il y a des milliers d'enfants atteints de scrofule, déjà en puissance ou menacés de tuberculose ; que ces enfants souffrent et qu'au nom de la charité — le mot étant pris ici dans son sens primitif, dans son sens vrai, dans le sens d'amour du prochain, — il faut tenter d'atténuer leurs souffrances, qu'il faut faire mieux encore, qu'il faut les guérir, et que ces précieux résultats, nous sommes sûrs de les obtenir par l'action toute-puissante de l'eau de mer et de l'air marin.

« C'est cette classe de déshérités, menacés d'une irrémédiable déchéance physique entraînant si souvent la déchéance morale, que nous voulons conserver, que nous voulons rendre au pays valides et robustes, dont nous voulons, en un mot, faire des citoyens utiles non seulement pour la défense de la patrie, tant que durera la folie de la guerre, mais aussi pour la prospérité du pays. »